COUDRIN– l'enfant noir

Le code de la propriété intellectuelle n'autorisant aux termes des paragraphes 2 et 3 de l'article L.122-5, d'une part, que les copies ou reproductions strictement réservées à l'usage privé du copiste et non destinées à une utilisation collective et, d'autre part, sous réserve du nom de l'auteur et de la source, que les analyses et les courtes citations justifiées par le caractère critique, polémique, pédagogique, scientifique ou d'information, toute représentation ou reproduction intégrale ou partielle, faite sans le consentement de l'auteur ou de ses ayants droit ou ayants cause, est illicite (article L.122-4). Cette représentation ou reproduction, par quelque procédé que ce soit, constituerait donc une contrefaçon sanctionnée par les articles L.335-2 et suivants du Code de la propriété intellectuelle.

MAISON DE REPOS 4

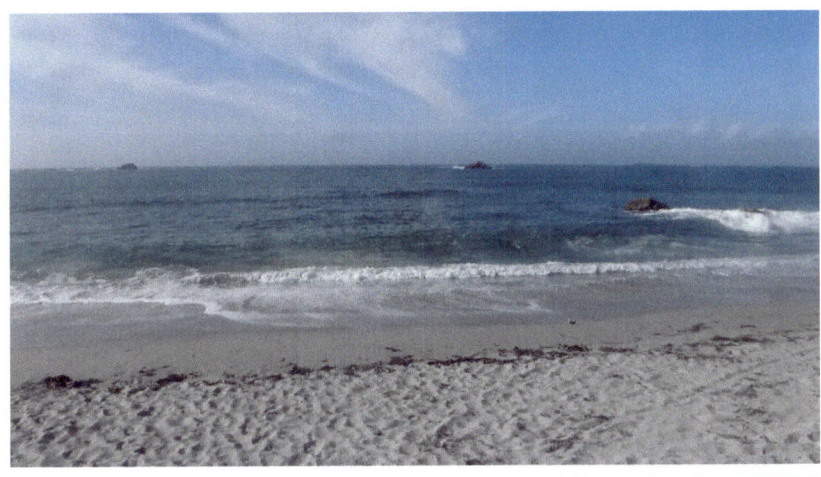

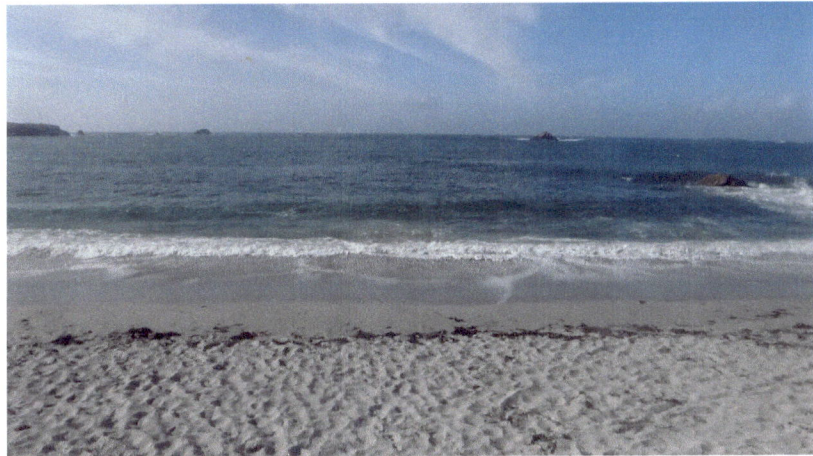

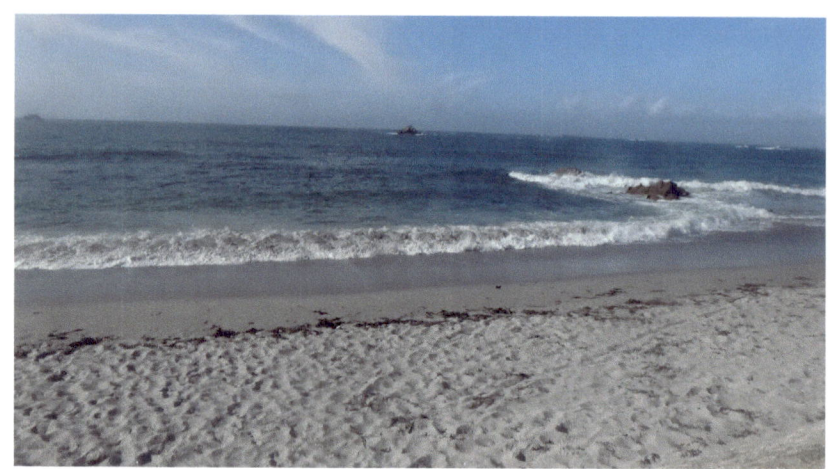

CHAPITRE 1 PLAGE DE PORT MARIA

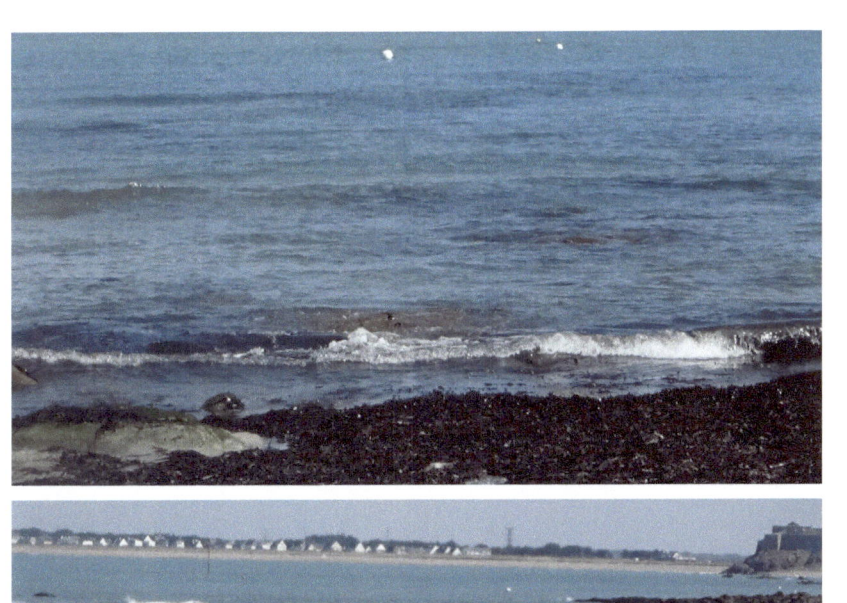
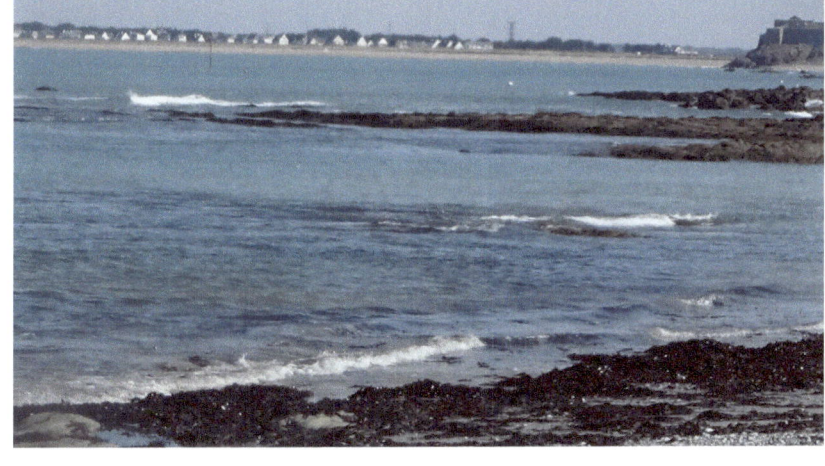

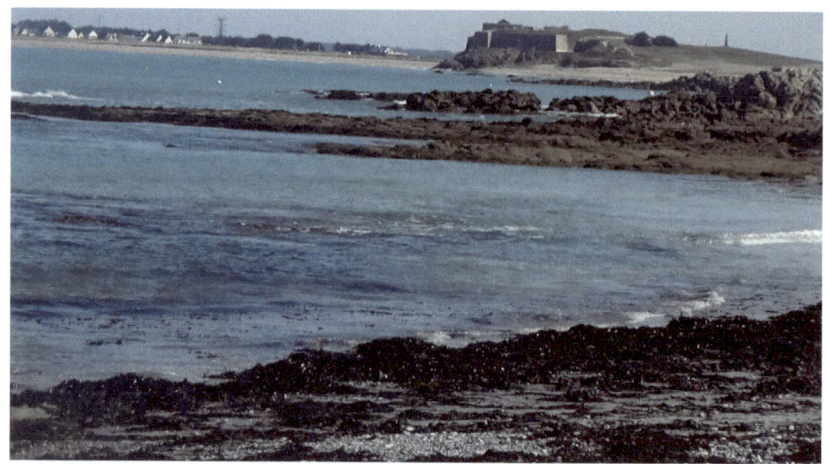

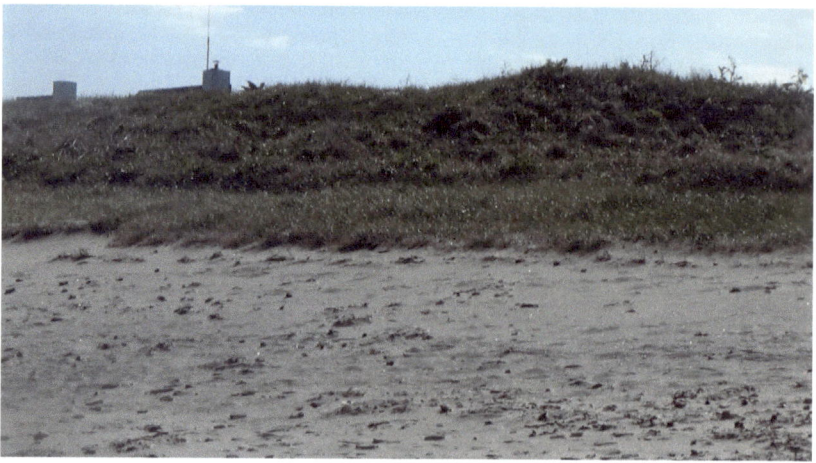

OUFF allo p'tit diable numéro 2
comment ça va en tous cas tes
vacance avec les bonne soeurs
c'est très bien passée alor sa
te dit d'aller a la plage OUI TONTON
1 mais comment ce fait t'il que ce
soit toi qui vient me récupérer.

TU ne veux pas je m'en vais
NON NON tonton   on y va pas
contre je dois me mettre en maillot de plage
NON NON et puis il faut bien
que je passe du temps avec toi.
ALLEZ on y va p'tit diable numéro 2
on va récupérer ton jumeaux ensuite
on y va pas contre je te prévien pas
de mauvais coup de ta pars allée lais go

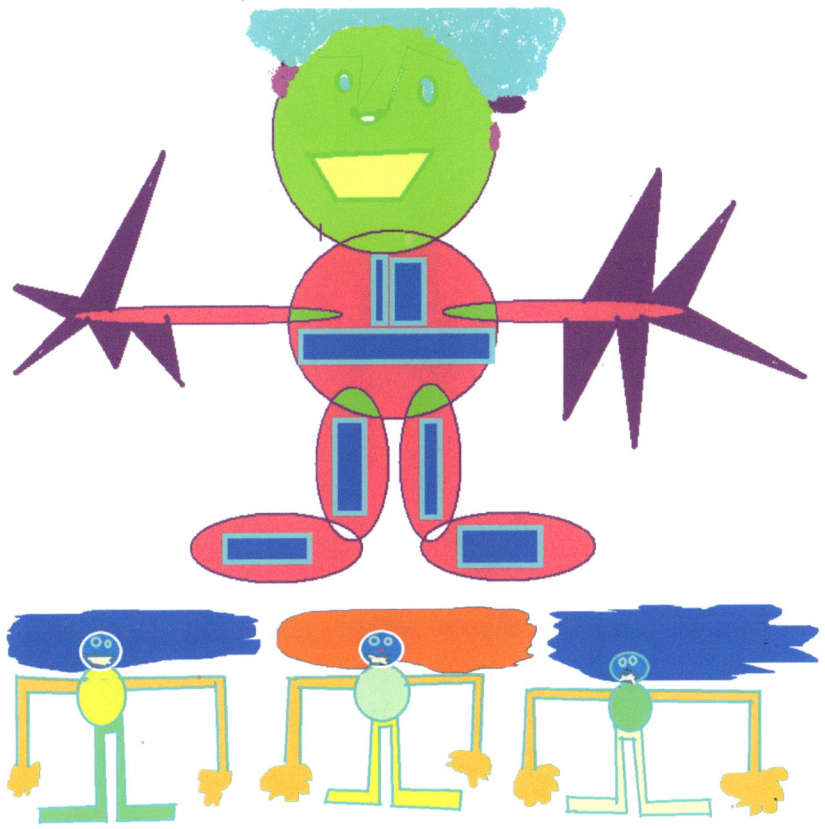

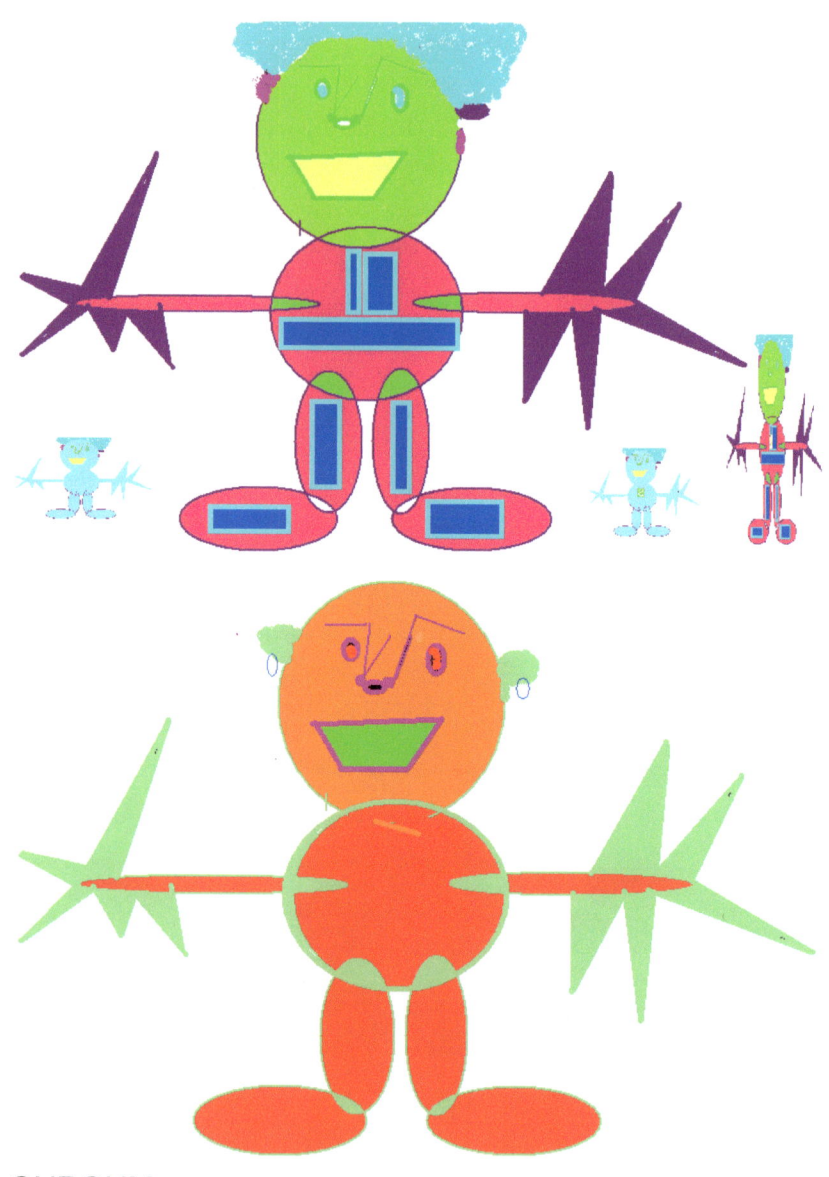

GHROUM

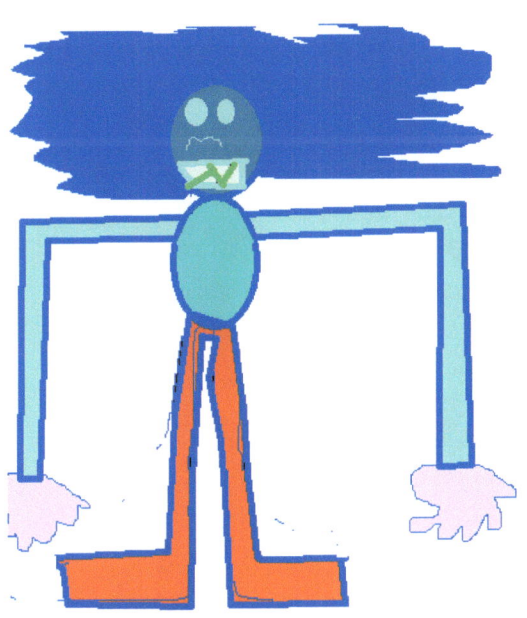
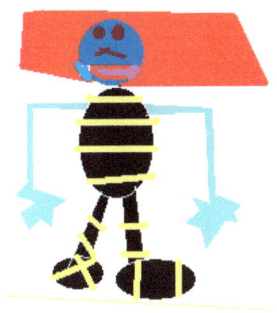

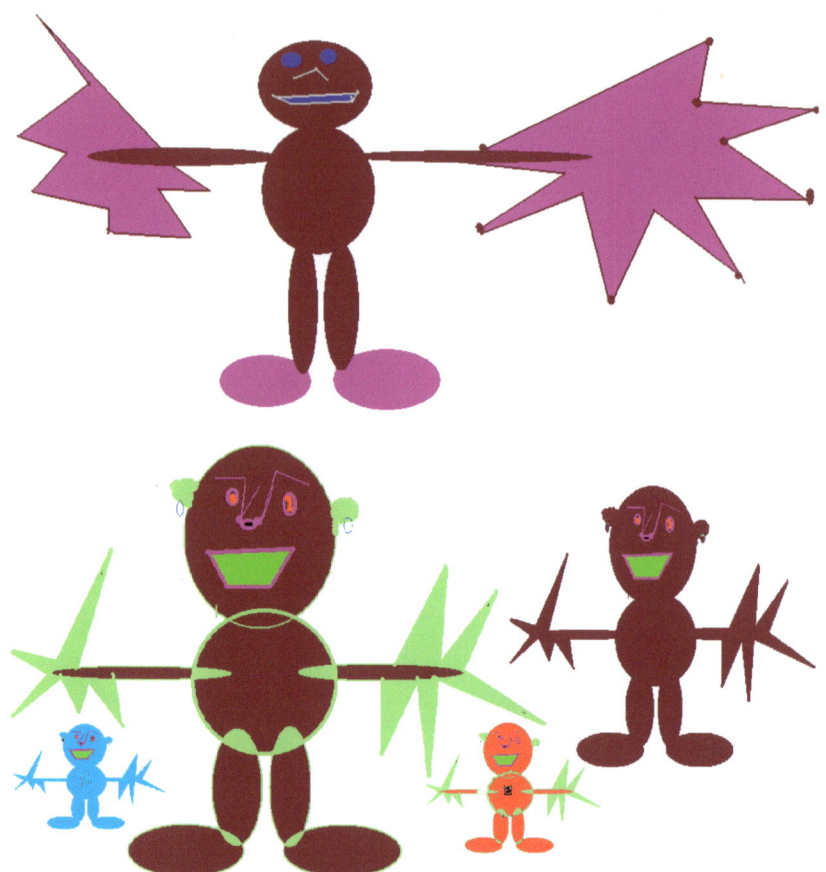

OUF nous voila a plage de port maria et oui pour 1 fois qu'on t vient sur cette plage ça change hein alor par de bêtise hein il ya pleins de chose a faires aujourd'hui alor par de bêtise.OUI TONTON 1

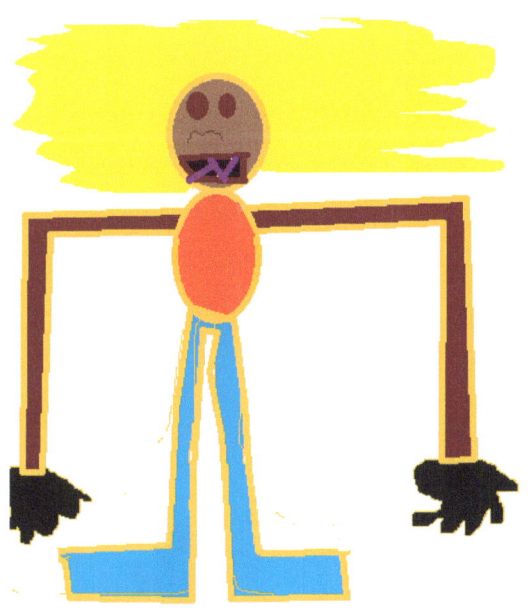
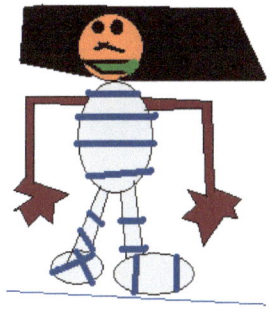

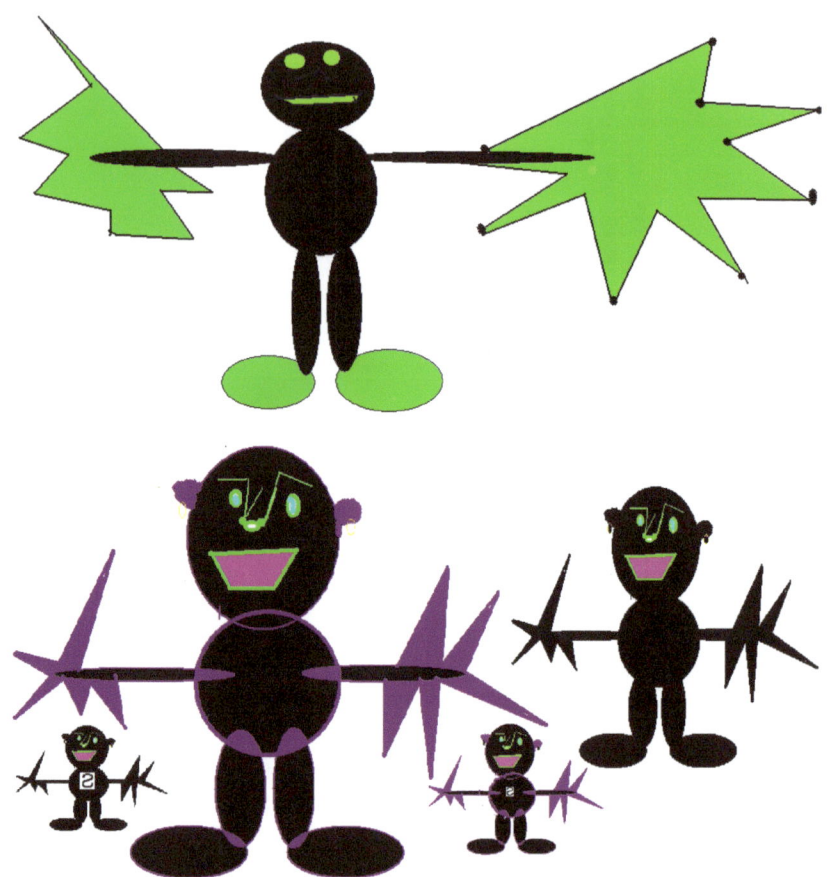

CHAPITRE 2 APPARTEMENT DE QUIBERON

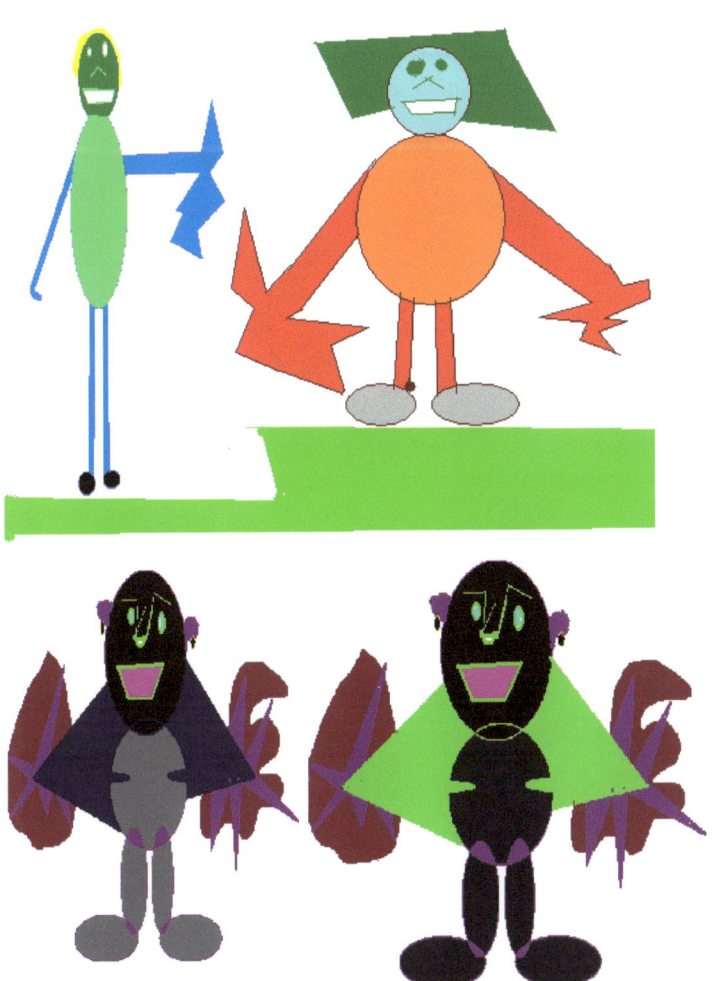

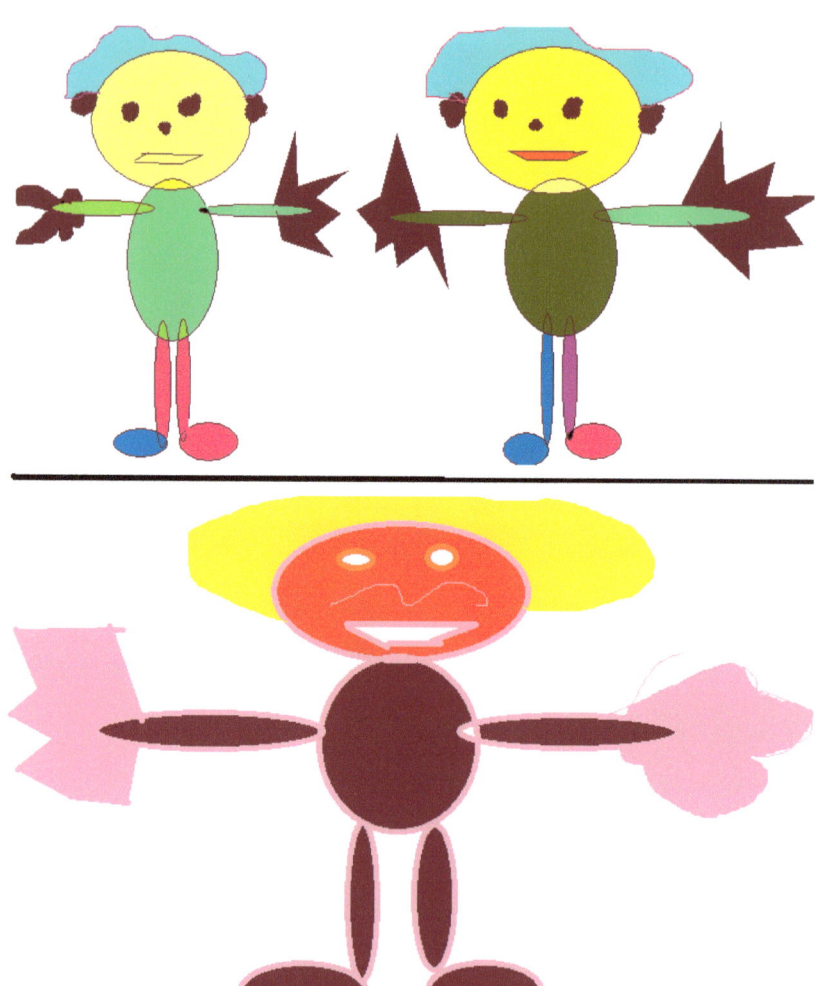

ALLEE les jumeaux p'titt diables numéro 2 par de folis aujourd'hui hein je compte sur vous.OUI TONTON 1 .L'autre tonton arrive vers 14 heures avec l'équipe FAIL.

MAIS tonton 1 c'est qu'elle équipe qui s'occupe de nous allor normalement il ya 2 équipes. Aujourd'hui c'est les 2 tonton qui font s'occupe de vous si ça te pose 1 problème aucun soucis tu va a la sieste jusqu'à la semaines prochaine c'est l'équipe

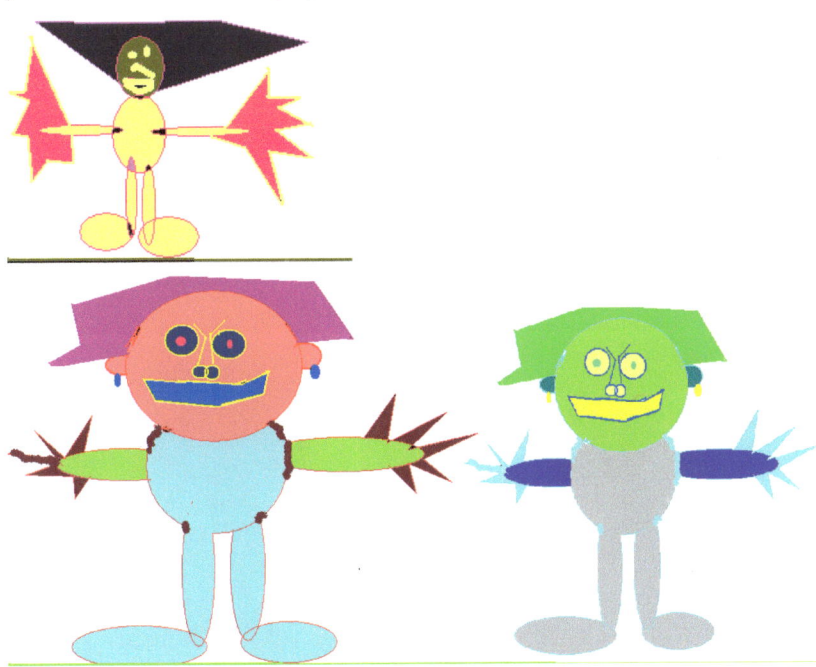

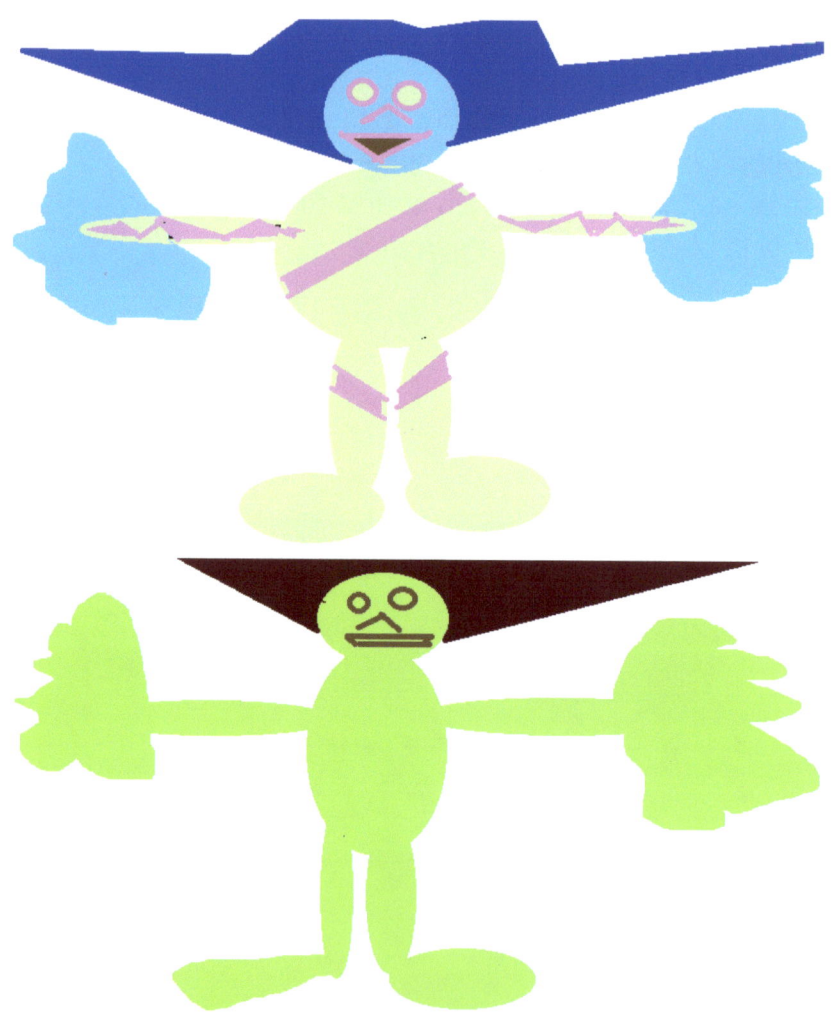

LES 4 JUMEAUX MALÉFIQUE

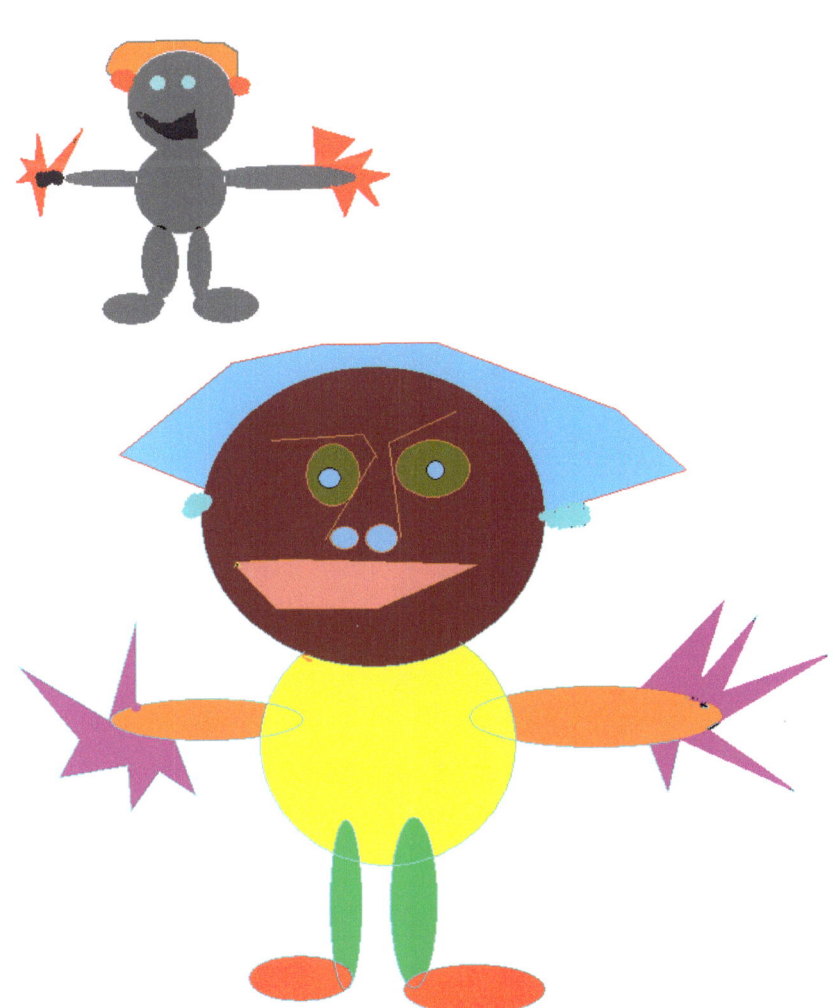

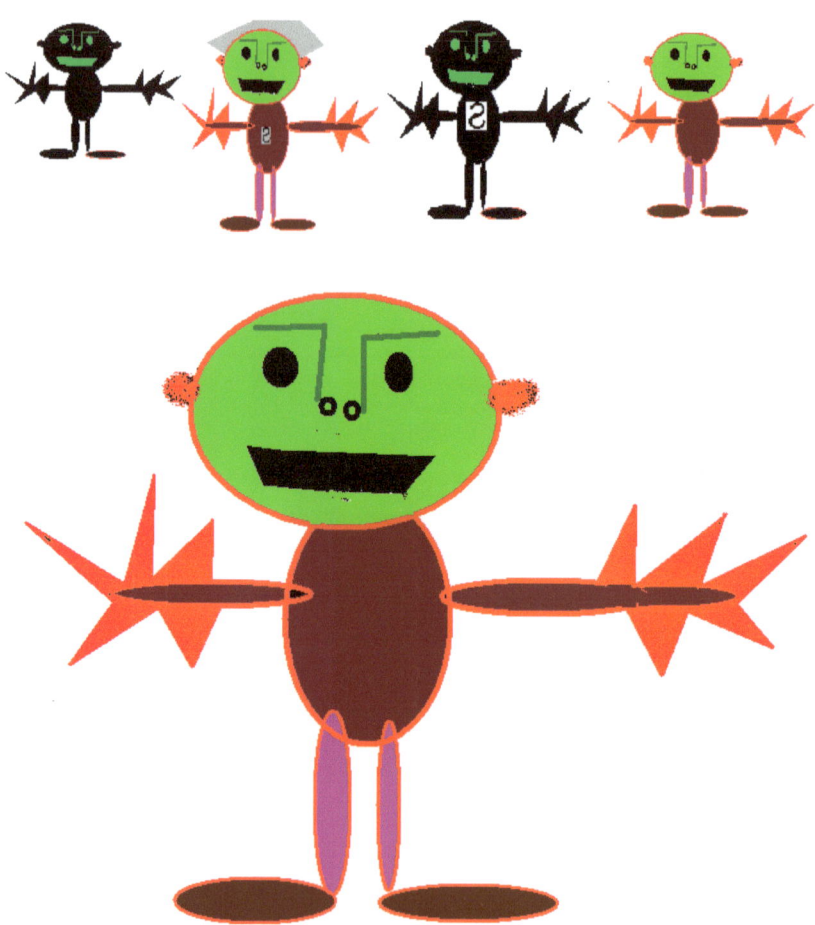

qui vient s'occuper de vous 2.NON NON
je préfère que ce soit vous 2 les
4 JUMEAUX MALÉFIQUE ils ci font
super trop fort et en plus ils nous
laisse beaucoup moin seuil

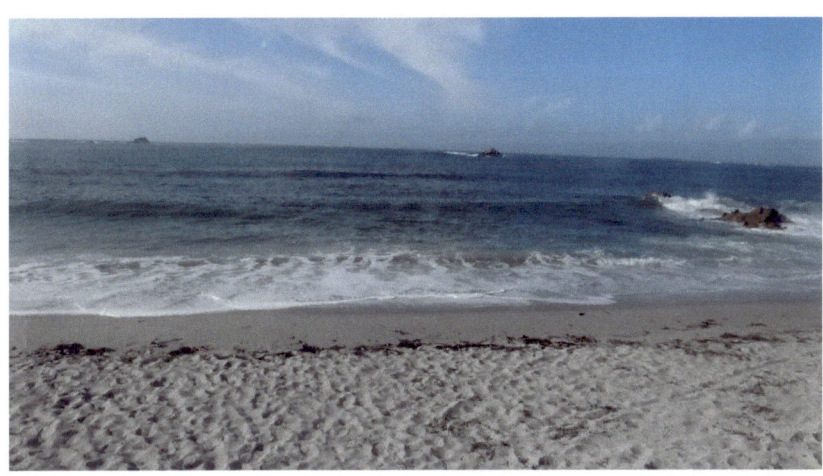
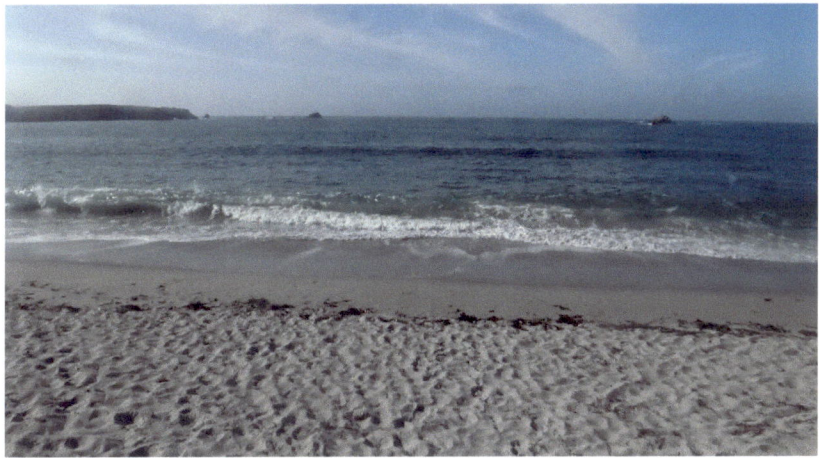

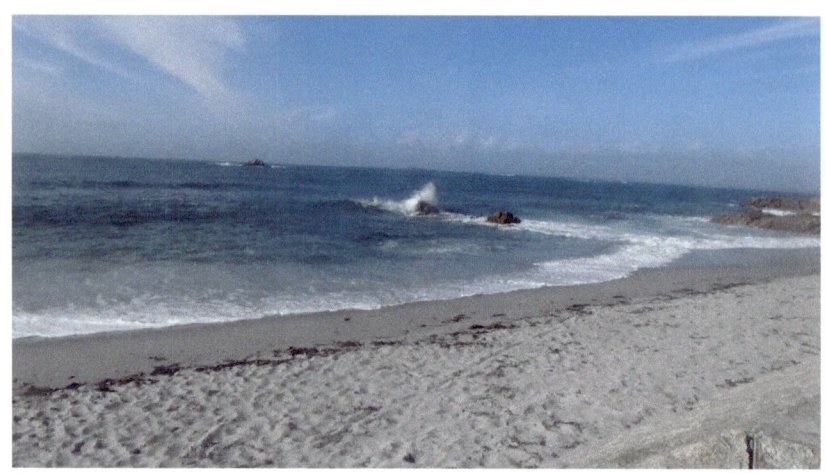

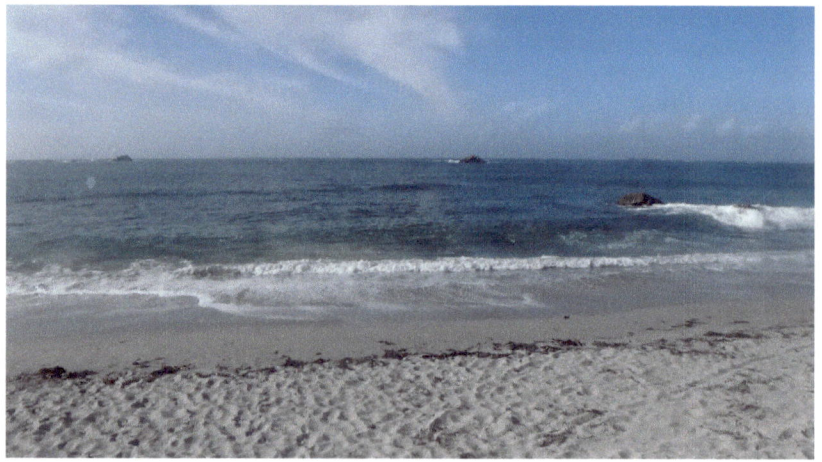

CHAPITRE 3

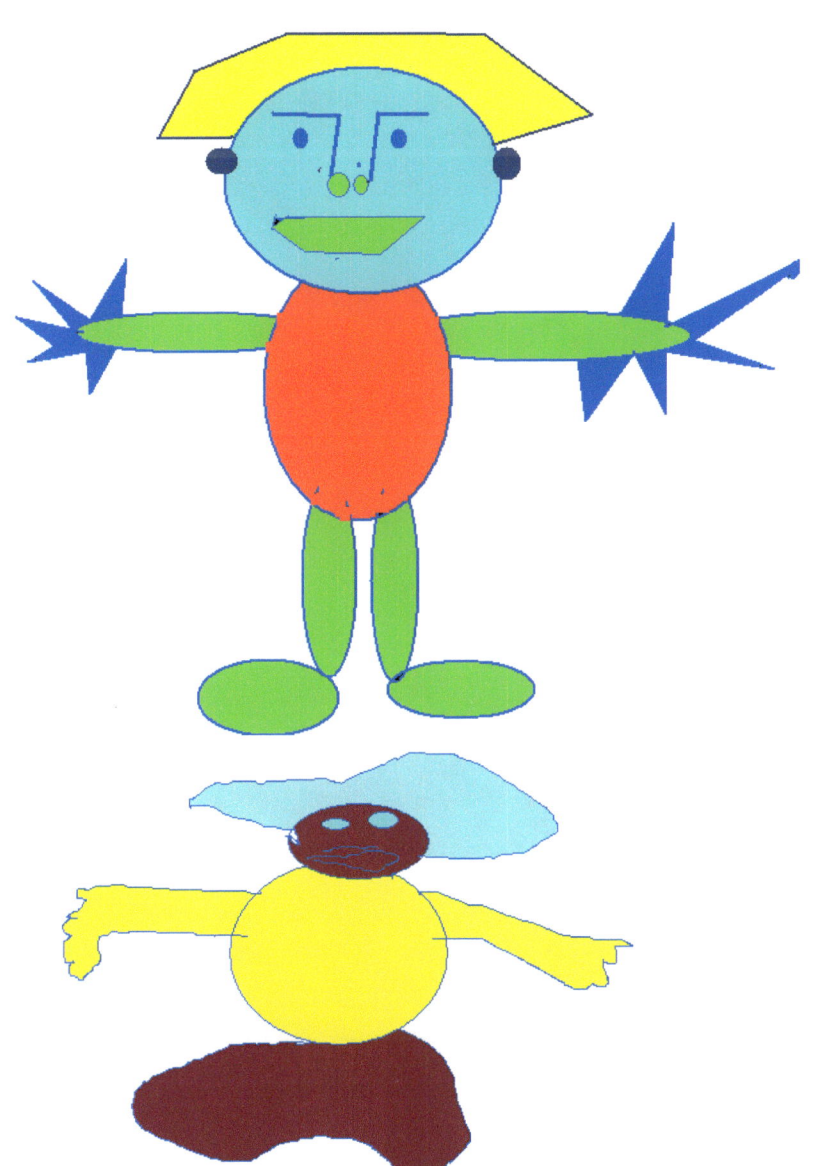

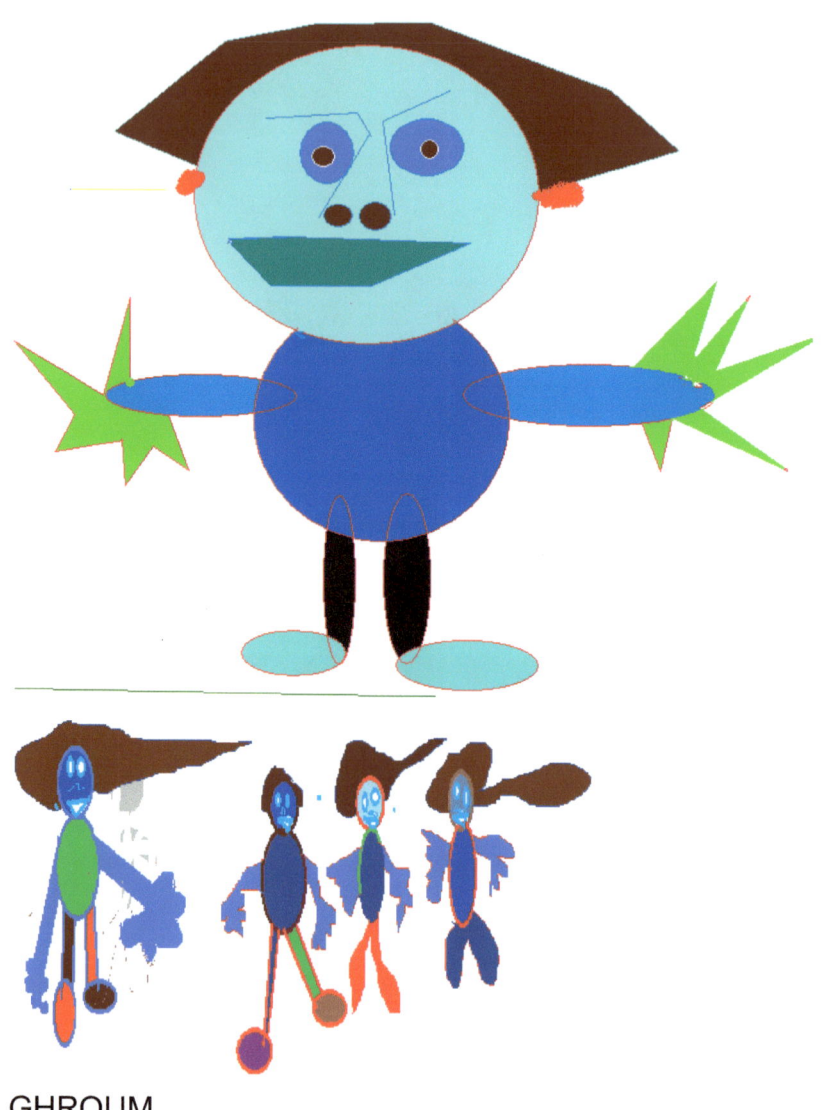

GHROUM

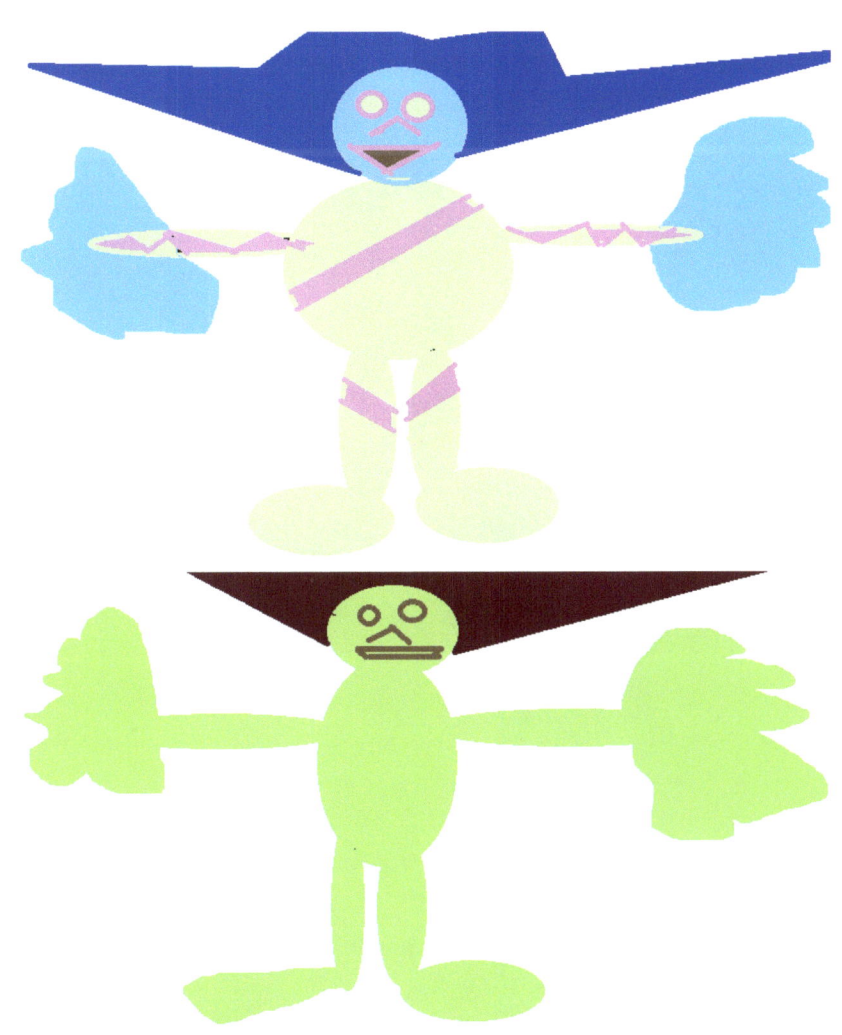

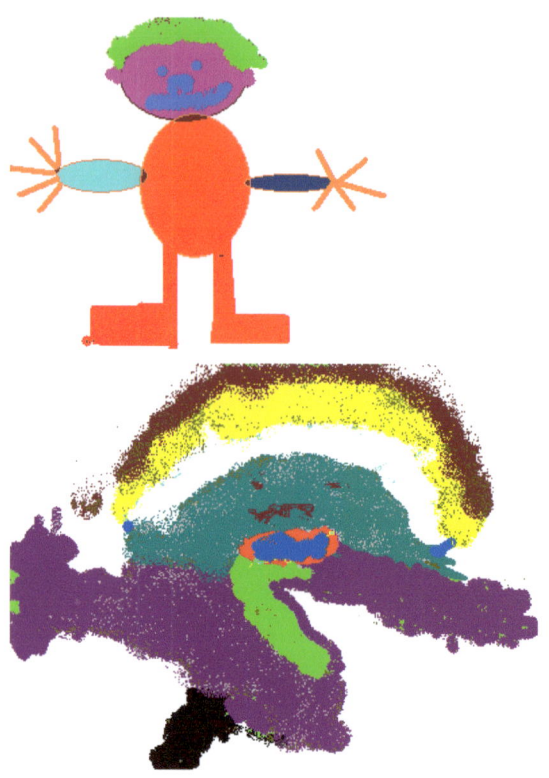

Alor les jumeaux p'tit diables numéro 2
comment sa va alor voila les oeuf
de pâques les paniers avec les oeuf
de pâques sont aussie arrivée par
contre on vous prévient cette après-midi
vous s'étre a la plage du fozo vous
avez rdv avec MADELEINE PALAUD
vous allez faire la sieste chez

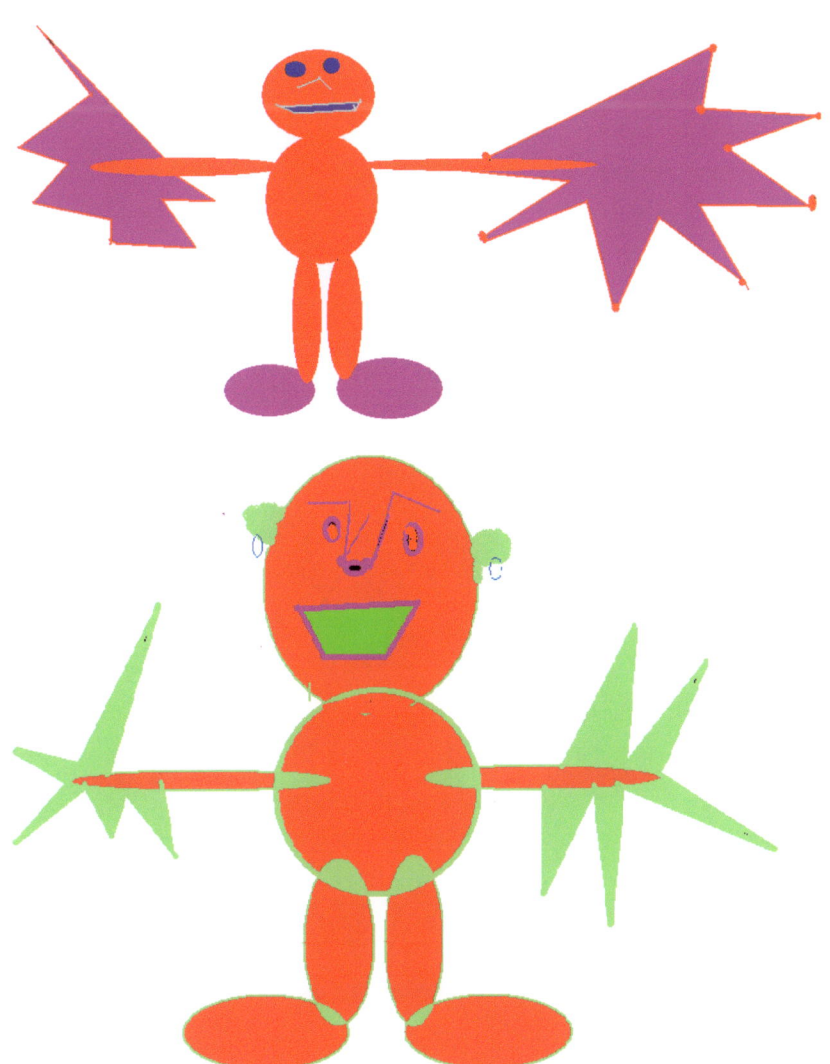

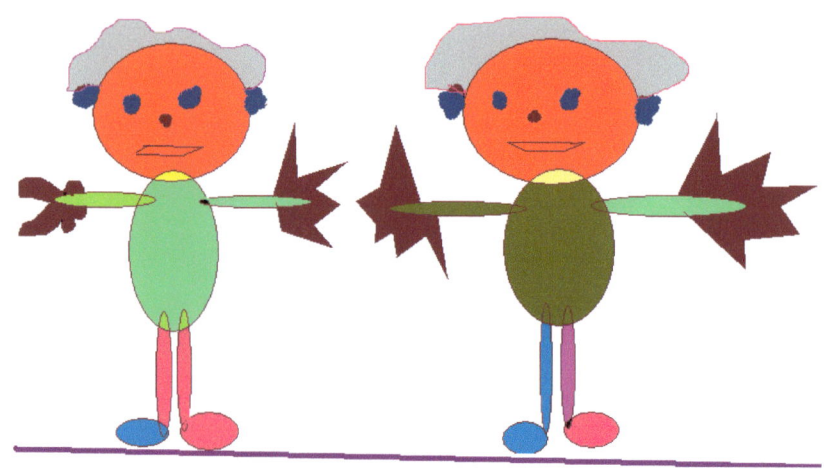

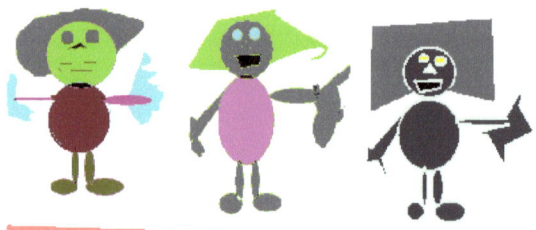

MADELEINE PALAUD

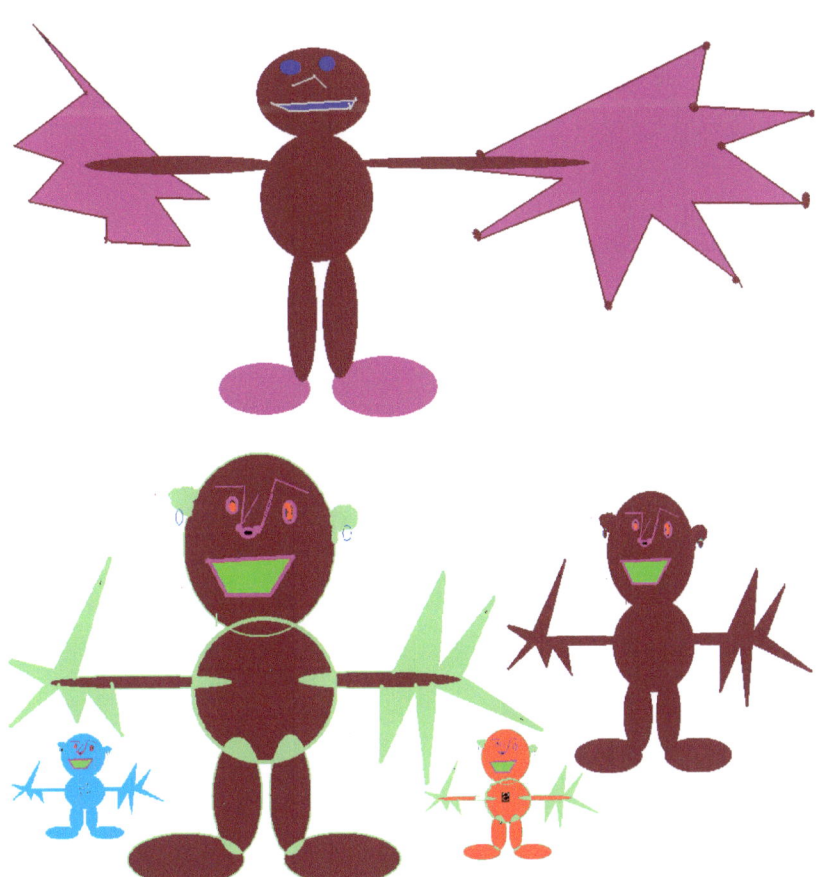

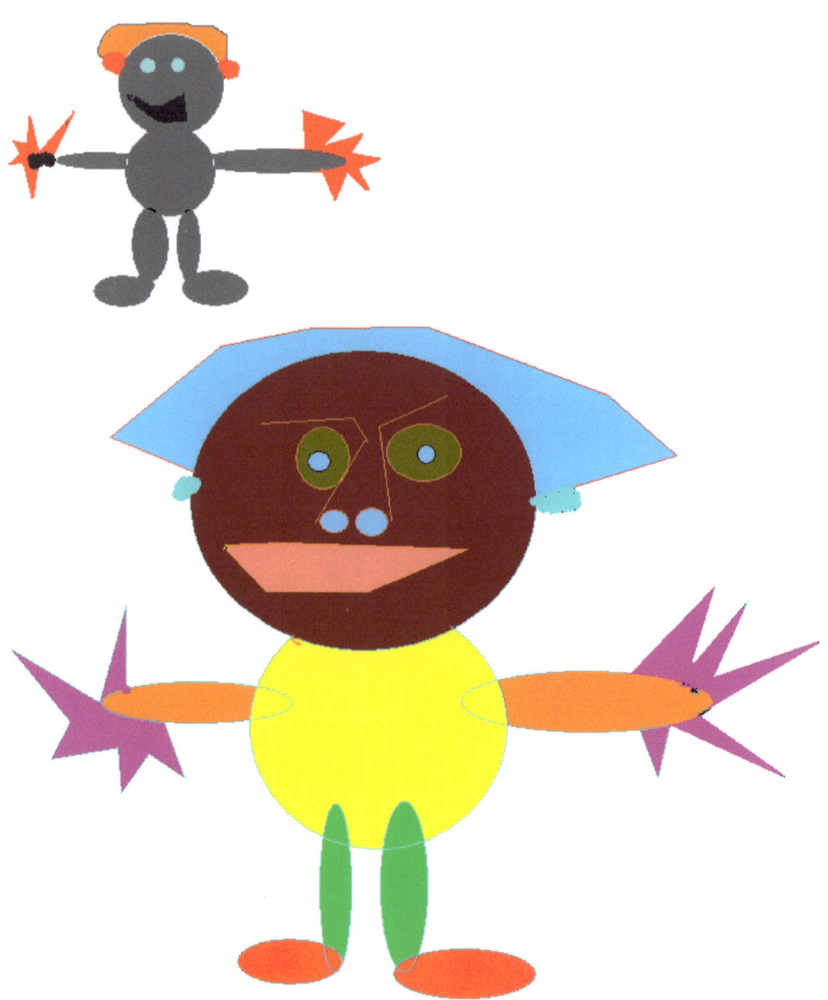

cette après-midi de 14h à 15h sauf si vous s'étre pas sage

www.ingramcontent.com/pod-product-compliance
Lightning Source LLC
Chambersburg PA
CBHW040304220526
45473CB00002B/579